ESERCIZI SOMATICI PER PRINCIPIANTI

Una guida per alleviare lo stress, l'ansia, il dolore corporeo e la tensione

Presso

Lyndon S. Vergara

DIRITTO D'AUTORE

Tutti i diritti riservati. Nessuna parte di questa pubblicazione può essere riprodotta, distribuita o trasmessa in qualsiasi forma o con qualsiasi mezzo, comprese fotocopie, registrazioni o altri metodi elettronici o meccanici, senza la preventiva autorizzazione scritta dell'editore, tranne nel caso di brevi citazioni incorporate in recensioni critiche e alcuni altri usi non commerciali consentiti dalla legge sul copyright.

SOMMARIO

INTRODUZIONE

Panoramica sugli esercizi somatici

Gli esercizi somatici sono progettati per aiutarti a diventare più consapevole delle sensazioni, della tensione e dello stress del tuo corpo. Questi esercizi servono ad alleviare lo stress fisico ed emotivo muovendosi con attenzione attenta, con conseguente aumento della lucidità mentale e del rilassamento. Promuovono i meccanismi di guarigione intrinseci del corpo, risultando in una connessione mente-corpo più forte. Questo libro aiuterà i lettori a capire come movimenti morbidi e mirati possano ridurre l'ansia, il dolore cronico e promuovere la serenità interiore.

Gli esercizi somatici sono adatti ai principianti perché non richiedono forza o flessibilità e enfatizzano invece movimenti semplici e mirati. La pratica costante per 14 giorni si tradurrà non solo in un sollievo fisico, ma anche in un miglioramento della resilienza emotiva e del benessere generale. Sia che tu voglia ridurre lo stress quotidiano o riprenderti da un trauma, gli esercizi somatici forniscono una strada semplice ed efficace per la guarigione e il rilassamento.

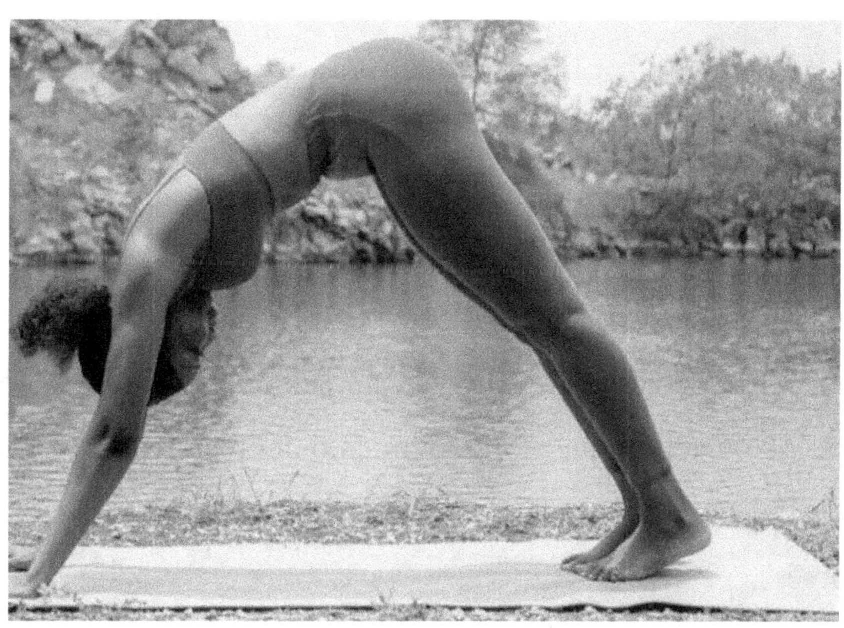

CAPITOLO 1: COMPRENDERE LA CONNESSIONE MENTE-CORPO

Consapevolezza del corpo

La consapevolezza del corpo è il punto di partenza dell'esercizio somatico. Si riferisce alla capacità di notare attivamente le sensazioni, i movimenti e i livelli di tensione del tuo corpo. Come inizio nelle attività somatiche, l'acquisizione della consapevolezza corporea consente di capire come le emozioni e lo stress si esprimono fisiologicamente, come i muscoli tesi, la respirazione superficiale o il disagio cronico. L'idea è quella di imparare ad ascoltare il proprio corpo attraverso l'esperienza diretta e sentita piuttosto che la semplice comprensione intellettuale.

Quando inizi per la prima volta, potresti scoprire di essere distaccato dal tuo corpo, concentrandoti troppo su questioni esterne come il lavoro o le preoccupazioni mentali. Gli esercizi somatici tentano di riportarti al momento presente, permettendoti di sentire e interpretare i segnali del tuo corpo. Con questa consapevolezza, puoi affrontare le aree di tensione, rilasciare le emozioni immagazzinate nei muscoli e ritrovare un senso di calma ed equilibrio.

Come coltivare la consapevolezza del corpo

1. Respirazione consapevole:

Concentrarsi sulla respirazione è un approccio semplice per iniziare. Presta attenzione a come il tuo corpo si muove ad ogni respiro ed espirazione. Senti l'alzarsi e l'abbassarsi del petto, l'eventuale rigidità addominale e il movimento del respiro attraverso il naso. Questa respirazione attenta ti aiuta a rimanere nel momento presente e ad ascoltare le sottili sensazioni corporee.

2. Scansione del corpo:

Questo approccio comporta la scansione mentale di tutto il corpo, dalla testa ai piedi. Inizia sedendoti o sdraiandoti comodamente. Trasferisci lentamente la tua attenzione su diverse parti del tuo corpo - testa, spalle, petto, braccia, schiena e gambe - e prendi nota di tutte le sensazioni che arrivano. I tuoi muscoli sono rigidi, doloranti o a disagio? La scansione del corpo ti aiuta a familiarizzare con il punto in cui il tuo corpo accumula tensione, che è essenziale per il rilascio somatico.

3. Esercizi di messa a terra:

Il radicamento ti connette alla terra e alle tue attuali sensazioni corporee. Prova a stare in piedi alla larghezza delle spalle. Sposta delicatamente il peso da un piede all'altro, prestando attenzione a come risponde il tuo corpo. Concentrati sulla sensazione dei tuoi piedi che fanno, il contatto con il suolo. Il grounding favorisce la stabilità e la conoscenza dell'equilibrio del corpo, che sono essenziali per sentirsi radicati.

4. Tensione vs. rilassamento:

Molti principianti non sanno quanta tensione stanno portando finché non si rilassano attivamente. Prova a tendere e poi a rilasciare vari gruppi muscolari, come le spalle, le mani o la mascella. Potresti notare come il tuo corpo mantiene la tensione. Imparare a distinguere tra questi stati d'animo ti insegna come rilassarti attivamente in situazioni stressanti.

Perché la consapevolezza del corpo è importante

Il corpo comunica spesso ciò che la mente perde. Quando impari a riconoscere le sensazioni e gli schemi di tensione, puoi iniziare a osservare come il tuo corpo reagisce a emozioni come preoccupazione, rabbia e dolore. Ad esempio, lo stress può provocare una respirazione superficiale o pugni chiusi. Gli esercizi di consapevolezza corporea ti aiutano a rilasciare queste risposte corporee, con conseguente rilassamento emotivo e mentale.

Nel tempo, una maggiore consapevolezza del corpo può aiutarti a gestire il dolore, l'ansia e altri disturbi fornendo informazioni sulle loro cause fisiche. Gli esercizi somatici integrano mente e corpo, permettendoti di rispondere alla vita con maggiore facilità e consapevolezza piuttosto che reagire inconsciamente allo stress.

Tecniche di respirazione

Le tecniche di respirazione sono vitali negli esercizi somatici perché regolano il sistema nervoso, rilassano la mente e aumentano la consapevolezza del corpo. Imparare a controllare e approfondire il respiro è un ottimo modo per alleviare lo stress, trovare l'equilibrio emotivo e rilassare il corpo.

In che modo la respirazione influisce sul corpo

Quando siamo stressati o preoccupati, il nostro respiro diventa superficiale e veloce, facendo sì che il corpo rimanga in modalità "lotta o fuga". La respirazione superficiale potrebbe esacerbare le emozioni di panico o ansia. La respirazione profonda e ponderata, d'altra parte, segnala al tuo corpo di rilassarsi coinvolgendo il sistema nervoso parasimpatico, la modalità "riposa e digerisci" del corpo. Questo riduce la frequenza cardiaca, rilassa i muscoli e fornisce un senso di tranquillità.

Negli esercizi somatici, il respiro viene impiegato non solo come azione fisica, ma anche come strumento per collegare mente e corpo. Ti mantiene nel momento presente, permettendoti di sentirti più in contatto con i tuoi movimenti e le tue sensazioni.

Tecniche di respirazione per principianti

1. Respirazione diaframmatica (respirazione di pancia):

Questa tecnica fondamentale coinvolge il diaframma piuttosto che la respirazione toracica superficiale, consentendo un'assunzione più profonda di ossigeno. Ecco come esercitarsi:

- Siediti o sdraiati in una posizione comoda. Metti una mano sul petto e l'altra sull'addome.
- Respira profondamente attraverso il naso contando fino a quattro.
- Senti il tuo stomaco sollevarsi (il tuo petto dovrebbe rimanere abbastanza fermo).
- Respira dolcemente attraverso le labbra contando ancora fino a quattro, osservando la caduta della pancia.
- Continua per 5-10 minuti, concentrandoti sull'ascesa e la discesa della pancia.

Benefici: la respirazione diaframmatica riduce la tensione, aumenta l'apporto di ossigeno ai muscoli e favorisce il rilassamento.

2. Respirazione in scatola (respirazione 4-4-4-4):

Questa tecnica aiuta a regolare il respiro ed è particolarmente utile durante i momenti di stress.

- Respira profondamente attraverso il naso contando fino a 4.
- Trattieni il respiro per 4 conteggi.
- Respira completamente attraverso la bocca contando fino a quattro.
- Trattieni di nuovo il respiro contando fino a quattro.
- Ripeti questo ciclo quattro o cinque volte.

Benefici: La respirazione in scatola bilancia il sistema nervoso, riduce l'ansia e porta la concentrazione mentale.

3. Respirazione espirata prolungata:

Questo metodo enfatizza l'espirazione, che segnala al tuo corpo che è sicuro rilassarsi.

- Inizia respirando lentamente attraverso il naso contando fino a 3.
- Respira ancora più lentamente attraverso la bocca contando fino a 6.
- L'obiettivo è fare in modo che l'espirazione sia il doppio dell'inspirazione.

Benefici: questa pratica calma profondamente il sistema nervoso ed è particolarmente efficace per alleviare l'ansia e lo stress.

4. Consapevolezza del respiro:

Non tutte le tecniche di respirazione richiedono un controllo attivo. A volte, solo diventare consapevoli del tuo schema di respirazione naturale è l'esercizio stesso.

- Siediti comodamente e chiudi gli occhi.
- Concentrati sul tuo respiro senza cercare di cambiarlo. Nota dove senti il respiro più forte, forse nel naso, nella gola o nel petto.
- Osserva eventuali sensazioni, tensioni o rilassamenti nel corpo mentre respiri. Questa semplice consapevolezza crea una connessione con il tuo respiro e ti aiuta a rimanere radicato nel momento.

Cosa fare durante i periodi di esercizio

- Inizia con il respiro: inizia ogni sessione di allenamento con alcuni minuti di respirazione consapevole per calmare la mente e il corpo. Questo ti prepara a muoverti in modo più intenzionale.

- Collega il respiro al movimento: per ogni movimento, collegalo al tuo respiro. Ad esempio, inspira mentre ti prepari per un movimento ed espira mentre lo completi. Questo crea un ritmo fluido che rende i tuoi esercizi più consapevoli ed efficaci.
- Regola il respiro per il rilassamento o l'energia: se ti senti teso durante un esercizio, concentrati su espirazioni più lunghe per aiutare a rilasciare la tensione. Se hai bisogno di più energia, concentrati su inspirazioni profonde e regolari.

Perché le tecniche di respirazione sono importanti

Il controllo del respiro è più di una semplice prestazione fisica; Implica anche la regolazione della tua condizione emotiva e mentale. Gli esercizi somatici sono indissolubilmente legati alla respirazione poiché funge da collegamento tra la mente e il corpo. Padroneggiare queste tecniche di respirazione ti aiuterà a ridurre lo stress, migliorare la chiarezza mentale e rafforzare la tua connessione con il tuo corpo.

Imparare a respirare con intenzione fornisce una tecnica utile per affrontare sia le preoccupazioni quotidiane che le emozioni più estreme. Ritorna a queste tecniche su base frequente mentre procedi nel tuo percorso di esercizi somatici di 14 giorni; Arricchiranno la tua pratica e massimizzeranno i benefici di ogni movimento che fai.

CAPITOLO 2: TECNICHE DI MESSA A TERRA

Semplici posture di messa a terra

Le tecniche di radicamento sono importanti nelle attività somatiche perché ti riconnettono con il tuo corpo, permettendoti di sentirti più sicuro e presente. Le semplici posture di messa a terra sono ideali per i principianti perché enfatizzano la connessione tra il corpo e il suolo, promuovendo un senso di pace ed equilibrio.

L'idea del radicamento è quella di essere totalmente presenti nel tuo corpo e nel momento. Quando siamo stressati o nervosi, tendiamo a sentirci disconnessi, persi nei nostri pensieri o sopraffatti dalle emozioni. Le posture di messa a terra ti permettono di tornare al tuo corpo, fornendo una vera tecnica per gestire lo stress e ritrovare la lucidità mentale.

Posture chiave di messa a terra per principianti

1. **Posizione della montagna (Tadasana):**

Questa postura eretta è semplice ma potente, in quanto ti aiuta a sentirti equilibrato e centrato.

- **Come esercitarsi:** Stai in piedi con i piedi all'incirca alla larghezza dei fianchi e le braccia rilassate lungo i fianchi. Posiziona il peso in modo uniforme su entrambi i piedi. Prendi in considerazione una corda che tira su la sommità della testa, allungando la colonna vertebrale. Pianta i piedi saldamente nel terreno mantenendo la parte superiore del corpo leggera.
- **Perché funziona:** La posizione in montagna favorisce la stabilità e la presenza. Ti aiuta a sentirti radicato e allineato, in particolare durante i periodi di ansia.

2. **Posizione di messa a terra da seduti (Sukhasana):**

Sedersi a terra in posizione a gambe incrociate aiuta a creare una forte connessione con la terra, favorendo la calma e il relax.

- **Come praticare:** Posizionati seduto a gambe incrociate su una superficie morbida, come un tappetino da yoga. Metti le mani sulle ginocchia, i palmi rivolti verso il basso. Chiudi gli occhi e concentrati sul respiro. Senti il tuo corpo appoggiato al pavimento mentre la colonna vertebrale si allunga verso l'alto.
- **Perché funziona:** questa postura è ottima per portare consapevolezza nella metà inferiore del tuo corpo, ancorarti al suolo e calmare la tua mente.

3. Piegamento in avanti (Uttanasana):

Questa semplice postura di flessione ti radica attraverso la sensazione fisica ed è perfetta per rilasciare la tensione.

- **Come esercitarsi:** Posiziona i piedi alla larghezza dei fianchi. Piega lentamente in avanti dai fianchi, lasciando che le braccia e la testa pendano verso il suolo. Mantieni una leggera flessione delle ginocchia per preservare la parte bassa della schiena. Concentrati sull'allungamento dei muscoli posteriori della coscia e sulla leggera trazione della gravità.
- **Perché funziona:** le pieghe in avanti non solo allungano il corpo, ma dirigono anche l'attenzione verso il basso, il che può avere un impatto rilassante e radicante.

4. Posizione del bambino (Balasana):

Questa postura delicata e riposante offre comfort e un senso di protezione mentre si radica il corpo.

- **Come esercitarsi:** inizia a quattro zampe, quindi abbassa lentamente i fianchi verso i talloni mentre allunghi le braccia davanti a te o le appoggi lungo i fianchi. Lascia che la tua fronte tocchi la terra. Concentrati su una respirazione profonda e costante.

- **Perché funziona:** La posizione del bambino ti fa sentire sostenuto e a tuo agio, il che è essenziale per il radicamento. Ti consente di connetterti con il suolo e ripristinare il controllo.

5. Posizione dell'albero (Vrksasana):

La posa dell'albero ti aiuta a trovare equilibrio e stabilità, sia fisicamente che mentalmente.

- **Come esercitarsi:** Stai in piedi con entrambi i piedi uniti. Sposta il peso su un piede e solleva gradualmente l'altro, posizionandolo contro l'interno del polpaccio o della coscia (evita il ginocchio). Porta le mani al petto o allungale sopra la testa. Mantieni l'equilibrio concentrandoti su un punto specifico.

- **Perché funziona:** la posizione dell'albero migliora l'equilibrio e l'attenzione. Implica la concentrazione, che ti porta fuori dai tuoi pensieri e nel momento presente.

Come incorporare le posture di radicamento nella tua routine

Per i neofiti come te, la coerenza è essenziale. Inizia eseguendo posture di messa a terra per 5-10 minuti al giorno. Puoi incorporarli nella tua routine mattutina per stabilire un tono pacifico per la giornata o utilizzarli per fare una pausa durante i periodi di stress. Presta attenzione a come queste posture ti fanno sentire fisicamente e psicologicamente. Ti senti più vicino al tuo corpo? Più stabile o più calmo?

Esercizi di messa a terra di respirazione rapida

Gli esercizi di messa a terra della respirazione rapida sono un approccio efficace per calmare la mente e il corpo, in particolare in situazioni stressanti o travolgenti. Questi esercizi aiutano i principianti a sentirsi più radicati e presenti nel loro corpo concentrandosi sul controllo del respiro. La respirazione ha un effetto diretto sul sistema nervoso, quindi puoi utilizzare queste tecniche per calmare rapidamente la mente e alleviare lo sforzo fisico.

Il radicamento con il respiro consiste nell'impiegare determinati schemi di respirazione per orientarsi nel momento presente, collegando la tua consapevolezza al tuo corpo. Ecco alcune tecniche di respirazione semplici e adatte ai principianti per aiutarti a radicarti in pochi minuti.

Esercizi di messa a terra di respirazione rapida per principianti

1. Tecnica di respirazione 5-5-5: questa semplice tecnica aiuta a calmare il sistema nervoso estendendo equamente sia l'inspirazione che l'espirazione, favorendo il rilassamento e il radicamento.

Come esercitarsi:

- Siediti o stai in piedi comodamente con i piedi appoggiati sul pavimento.
- Inspira profondamente attraverso il naso contando fino a 5.
- Cerca di trattenere il respiro contando fino a 5.
- Espira lentamente attraverso la bocca contando fino a 5.
- Ripeti questo ciclo per 2-3 minuti, concentrandoti su come si sente il tuo respiro mentre entra ed esce dal tuo corpo.

Perché funziona: questo metodo porta equilibrio al respiro e aiuta a stabilizzare la mente e il corpo nei momenti di stress o ansia.

2. Tecnica di respirazione 4-7-8:

Questo schema di respirazione non solo aiuta il rilassamento, ma segnala anche al corpo di entrare in uno stato di riposo.

Come esercitarsi:

- Inspira profondamente attraverso il naso per 4 conteggi.
- Trattieni il respiro per 7 conteggi.
- Espira lentamente e completamente attraverso la bocca per 8 conteggi.
- Ripeti questo ciclo almeno 4 volte.

Perché funziona: l'espirazione prolungata attiva il sistema nervoso parasimpatico, calmando il tuo corpo e radicandoti nel momento. Questo esercizio è particolarmente efficace se ti senti ansioso o irrequieto.

3. Respiro di messa a terra con conteggio:

Questo esercizio è eccellente per i principianti perché aggiunge una concentrazione mentale, il conteggio, che può aiutarti a rimanere presente ed evitare distrazioni mentali.

Come esercitarsi:

- Siediti o stai in piedi in una posizione rilassata.
- Inspira profondamente e conta "1" nella tua mente.
- Espira completamente e conta "2".
- Inspira di nuovo e conta "3" ed espira con "4".
- Continua a contare ogni respiro, puntando a 10 respiri completi.

- Se la tua mente vaga, riporta delicatamente la tua attenzione al respiro e al conteggio.

Perché funziona: contare ti mantiene concentrato sul presente, aiutandoti a sintonizzarti con le sensazioni del tuo corpo e a sentirti più radicato.

4. Respirazione equa (Sama Vritti):

Questa tecnica di respirazione basata sullo yoga si concentra sul rendere l'inspirazione e l'espirazione uguali, promuovendo l'equilibrio e la calma.

Come esercitarsi:

- Inspira lentamente attraverso il naso per 4 conteggi.
- Espira dal naso per 4 conteggi.
- Man mano che avanzi, puoi aumentare la lunghezza a 5 o 6 conteggi per ogni respiro.
- Continuate questo schema per 5-10 minuti.

Perché funziona: la respirazione equa bilancia il sistema nervoso e aiuta ad allineare la mente con il corpo, rendendo più facile rimanere con i piedi per terra durante le situazioni difficili.

5. Respiro in 3 parti (Dirga Pranayama):

Questa tecnica espande la tua capacità respiratoria e porta la tua piena consapevolezza nel tuo processo di respirazione.

Come esercitarsi:

- Siediti comodamente e metti una mano sulla pancia e una mano sul petto.
- Inspira profondamente, riempiendo prima la pancia, poi il petto e infine i polmoni superiori.

- Espira lentamente, invertendo il processo, svuotando prima la parte superiore dei polmoni, poi il torace e infine la pancia.
- Continua questo respiro ritmico per 5 minuti, concentrandoti sul movimento ondulatorio del tuo respiro attraverso il tuo corpo.

Perché funziona: questa tecnica di respirazione ti radica rendendoti pienamente consapevole del flusso d'aria attraverso il tuo corpo, approfondendo la tua connessione mente-corpo.

Su cosa concentrarsi durante gli esercizi di respirazione a terra

- **Pratica la consapevolezza del corpo:** prestando attenzione a come si sentono le diverse regioni del tuo corpo durante la respirazione. C'è qualche tensione nelle spalle, nella schiena o nella mascella? Concentrati sul rilascio della tensione ad ogni inalazione.
- **Ambiente:** presta attenzione a ciò che ti circonda. Senti i tuoi piedi sul pavimento, assorbi i suoni intorno a te e persino la temperatura dell'aria. Questa consapevolezza esteriore ti aiuta a rimanere radicato nel momento attuale.
- **Senso del respiro:** Concentrati sulla sensazione del respiro che entra ed esce dal tuo corpo. L'inspirazione è fredda e l'espirazione calda? Questa concentrazione focalizzata ti aiuta a tirarti fuori da una mente frettolosa e a radicarti nel tuo corpo.

Perché gli esercizi di messa a terra della respirazione sono importanti

Gli esercizi di respirazione di messa a terra sono utili perché possono essere eseguiti in qualsiasi momento e da qualsiasi luogo. Che tu sia seduto al lavoro, in fila o a letto, queste strategie ti aiutano a centrarti immediatamente e a reimpostare la risposta allo stress del tuo corpo. Per i principianti, la coerenza è essenziale. Anche solo pochi minuti di pratica del respiro di messa a terra al giorno ti aiuteranno a migliorare la tua capacità di rimanere calmo e centrato in situazioni stressanti.

Man mano che rafforzi la tua connessione con il respiro, noterai un aumento significativo della tua resilienza mentale e fisica. Gli esercizi di respirazione di messa a terra sono un modo semplice ma efficace per gestire lo stress, l'ansia e la tensione.

Le posture di radicamento ti aiutano gradualmente a costruire un livello più elevato di consapevolezza del corpo, che è essenziale per le pratiche somatiche. Più ti senti radicato e presente, più è semplice affrontare lo stress, l'ansia e il tumulto emotivo.

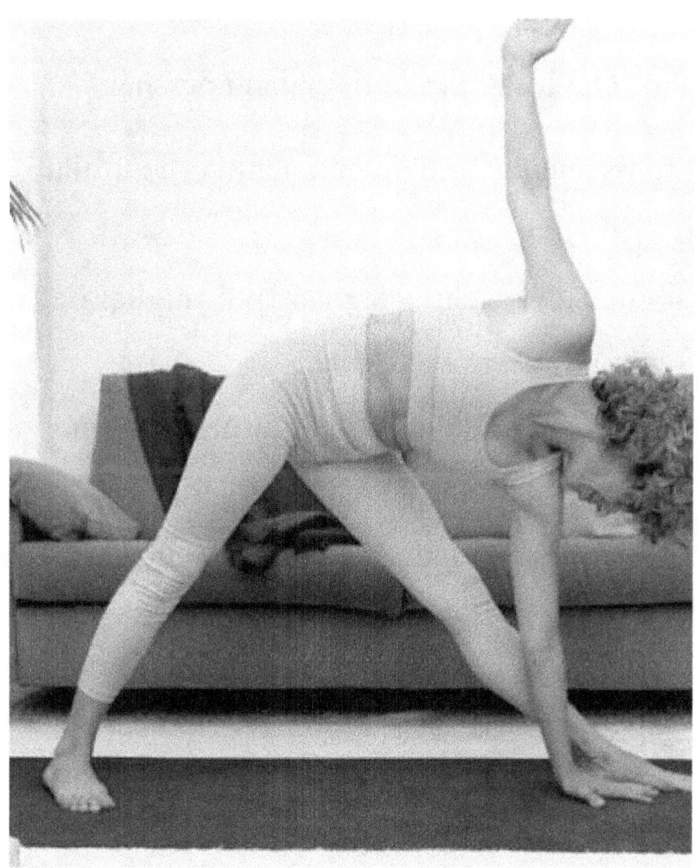

CAPITOLO 3: RILASCIARE LA TENSIONE ATTRAVERSO IL MOVIMENTO

Allungamenti delicati

Lo stretching è un modo semplice ma efficace per ridurre la tensione, aumentare la flessibilità e migliorare la salute generale. Gli allungamenti delicati sono molto utili per i principianti perché sono semplici da eseguire e non richiedono molto allenamento o attrezzatura. In questa sezione, esamineremo una varietà di allungamenti lievi che possono aiutarti a prendere un'abitudine e sentirti più rilassato ed equilibrato.

Perché gli allungamenti delicati?

Gli allungamenti delicati sono ideali per i principianti perché:

- Promuovere il rilassamento: movimenti lenti e controllati aiutano a calmare il sistema nervoso e ridurre lo stress.
- Migliora la flessibilità: lo stretching regolare può migliorare la gamma di movimento e la flessibilità senza affaticare i muscoli.
- Prevenire gli infortuni: gli allungamenti delicati riscaldano i muscoli e li preparano per attività più faticose, riducendo il rischio di lesioni.
- Allevia la tensione: prendono di mira le aree in cui la tensione si accumula comunemente, come il collo, le spalle e la schiena.

Principi di base dello stretching delicato

- Riscaldati prima: inizia sempre con un breve riscaldamento per far scorrere il sangue. Potrebbe trattarsi di alcuni minuti di attività leggera come camminare o fare un movimento delicato.
- Respira profondamente: la respirazione profonda e costante aiuta il tuo corpo a rilassarsi e ti consente di allungarti in modo più efficace.
- Muoviti lentamente: evita movimenti di rimbalzo o strappi. Allunga lentamente e mantieni ogni posizione per dare ai muscoli il tempo di adattarsi.
- Ascolta il tuo corpo: allunga fino al punto di un lieve disagio, non di dolore. Se un allungamento ti sembra troppo intenso, rilassati un po'.

Allungamenti delicati per principianti

Ecco alcuni semplici allungamenti con cui puoi iniziare. Cerca di mantenere ogni allungamento per circa 20-30 secondi e ripeti 2-3 volte.

1. **Elasticità del collo:**
- Siediti o alzati in piedi con le spalle rilassate.
- Inclina lentamente la testa verso la spalla destra, sentendo un leggero allungamento lungo il lato sinistro del collo.
- Mantieni l'allungamento, quindi torna lentamente alla posizione di partenza e ripeti sul lato sinistro.

2. **Allungamento delle spalle:**
- Estendi il braccio destro davanti a te.
- Usa la mano sinistra per tirare delicatamente il braccio destro sul petto.
- Mantieni l'allungamento, quindi cambia le braccia.

3. **Allungamento del torace:**

* Stai in piedi con i piedi alla larghezza delle spalle e le mani giunte dietro la schiena.

* Solleva delicatamente le braccia e apri il petto, stringendo le scapole.

* Mantieni l'allungamento mentre respiri profondamente.

4. **Elasticità della parte superiore della schiena:**

* Siediti o stai in piedi con i piedi divaricati alla larghezza dei fianchi.

* Intreccia le dita e allungale davanti a te, arrotondando la parte superiore della schiena.

* Mantieni l'allungamento, sentendo l'allungamento tra le scapole.

5. **Allungamento del tendine del ginocchio:**

* Siediti sul pavimento con una gamba estesa e l'altra gamba piegata con la pianta del piede contro l'interno coscia.

* Raggiungi la gamba estesa, mantenendo la schiena dritta.

* Mantieni l'allungamento, quindi cambia gamba.

6. **Allungamento del polpaccio:**

* Mettiti di fronte a un muro con le mani premute contro di esso.

* Fai un passo indietro di un piede e premi il tallone sul pavimento.

* Mantieni l'allungamento, quindi cambia gamba.

7. **Allungamento dei flessori dell'anca:**

❖ Inginocchiati sul ginocchio destro con il piede sinistro davanti, creando un angolo di 90 gradi con entrambe le gambe.

❖ Spingi delicatamente i fianchi in avanti mantenendo la schiena dritta.

❖ Mantieni l'allungamento, quindi cambia lato.

Rilascio della tensione attraverso il flusso

Lo yoga e gli esercizi somatici evidenziano spesso il concetto di flusso, un movimento fluido e continuo che collega varie posture o movimenti. Comprendere e adottare questo concetto può aiutare i principianti a migliorare la loro capacità di rilasciare la tensione e coltivare un senso di calma sia nel corpo che nella mente. Le attività basate sul flusso comportano la transizione senza soluzione di continuità da una postura all'altra, con il risultato di un ritmo che non solo rilassa il sistema nervoso, ma migliora anche la flessibilità e la coordinazione.

I vantaggi dei movimenti basati sul flusso

1. Maggiore consapevolezza: le pratiche basate sul flusso promuovono la consapevolezza e la consapevolezza del momento. Man mano che avanzi in una sequenza, diventi più consapevole delle sensazioni, dei pensieri e delle emozioni del tuo corpo, il che porta a una maggiore consapevolezza di te stesso e a una maggiore comprensione della tua salute fisica e mentale.

2. Riduzione dello stress: i movimenti fluidi stimolano il sistema nervoso parasimpatico, che è responsabile del rilassamento e della guarigione. Questa attivazione inibisce la risposta allo stress, abbassando i livelli di cortisolo e favorendo la calma.

3. Flessibilità migliorata: semplici cambiamenti tra le posture aiutano ad allungare e allungare gradualmente i muscoli. Nel tempo, questo porta a una migliore flessibilità

e a una diminuzione della rigidità muscolare, che può aiutare con la tensione cronica e il disagio.

4. Aumento della forza e della stabilità: gli esercizi basati sul flusso richiedono la coordinazione di più gruppi muscolari, il che migliora la forza e la stabilità complessive. Questo coinvolgimento equilibrato aiuta a evitare infortuni e favorisce schemi di movimento funzionali.

Introduzione alle pratiche basate sul flusso

- Trova il tuo ritmo: inizia concentrandoti sul respiro. Inspira ed espira profondamente, lasciando che il respiro diriga i tuoi movimenti. Ogni inspirazione può provocare un'espansione o un'apertura, mentre ogni espirazione può causare un rilascio o una costrizione. La relazione ritmica tra respiro e movimento funge da base per le tecniche basate sul flusso.

- Inizia con sequenze semplici: per i principianti, è importante iniziare con sequenze di base facili da seguire. Una sequenza comune per iniziare è il saluto al sole, una serie di posture che scorrono insieme senza intoppi:

❖ Posizione della montagna (Tadasana): Stai in piedi con i piedi divaricati alla larghezza dei fianchi e le braccia lungo i fianchi. Metti a terra i piedi e coinvolgi il tuo core.

❖ Piegamento in avanti (Uttanasana): Piega i fianchi e piegati in avanti, permettendo alla testa e al collo di rilassarsi. Piega leggermente le ginocchia se necessario.

❖ Sollevamento a metà strada (Ardha Uttanasana): solleva il busto a metà strada, con le mani sugli stinchi o sulle cosce, e allunga la colonna vertebrale.

❖ Posizione del plank (Phalakasana): Fai un passo indietro in una posizione di plank, mantenendo il corpo in linea retta dalla testa ai talloni.

❖ Chaturanga Dandasana: Abbassa il corpo a metà, tenendo i gomiti vicini alle costole.

- ❖ Cane rivolto verso l'alto (Urdhva Mukha Svanasana): Premi attraverso le mani per sollevare il petto e i fianchi, aprendo il cuore e allungando la parte anteriore del corpo.
- ❖ Cane rivolto verso il basso (Adho Mukha Svanasana): solleva i fianchi su e indietro, formando una forma a V rovesciata con il tuo corpo. Premi i talloni verso il pavimento e allarga le dita.
- Torna alla posizione della montagna: torna gradualmente alla posizione della montagna, mettendoti a terra e preparandoti per il round successivo.
- Concentrati sulle transizioni fluide: man mano che avanzi nella sequenza, concentrati sulle transizioni tra ogni posa. Invece di affrettarti o masturbarti, scegli un flusso lento e fluido. Immagina che i tuoi movimenti siano come un'onda liscia, che scorre da una posa all'altra.
- Ascolta il tuo corpo: le pratiche basate sul flusso dovrebbero essere naturali e senza sforzo. Presta attenzione ai segnali del tuo corpo e cambia le tue azioni di conseguenza. Se avverti disagio o tensione, rilassati e cambia posizione. È fondamentale mantenere un senso di rilassamento e comfort durante tutta la pratica.
- Incorporare la consapevolezza del respiro: Il respiro è la guida principale nelle pratiche basate sul flusso. Sincronizza i tuoi movimenti con il respiro per mantenere un ritmo costante e approfondire il tuo senso di rilassamento. Usa il respiro per guidarti in ogni postura e per facilitare transizioni fluide.

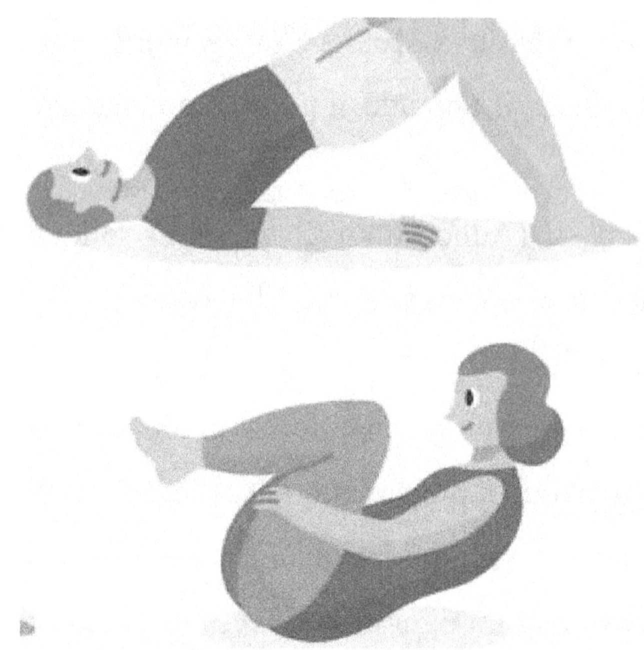

CAPITOLO 4: REGOLAZIONE EMOTIVA

Movimenti di riduzione dello stress

Lo stress è una reazione naturale ai pericoli o alle aspettative percepite che possono manifestarsi fisicamente ed emotivamente. Se usato con moderazione, lo stress può essere sia motivante che adattivo. Tuttavia, uno stress prolungato o eccessivo può causare una varietà di problemi di salute, tra cui ansia, depressione e malattie fisiche come l'ipertensione e i disturbi digestivi. Un'efficace gestione dello stress è essenziale per preservare il benessere emotivo e fisico.

I movimenti di riduzione dello stress mirano a mitigare gli impatti fisiologici e psicologici dello stress. Questi esercizi favoriscono il rilassamento muscolare, la tranquillità mentale e il benessere generale. Incorporare tali movimenti nella tua routine quotidiana può ridurre notevolmente lo stress e migliorare la stabilità emotiva.

Principi chiave dei movimenti di riduzione dello stress

1. Consapevolezza e presenza: i movimenti di riduzione dello stress sono più efficaci se praticati con consapevolezza. Essere presenti e attenti alle sensazioni del proprio corpo aiuta ad approfondire la risposta di rilassamento e migliora l'efficacia dei movimenti.

2. Consapevolezza del respiro: l'integrazione della respirazione consapevole con i movimenti può amplificare i benefici per alleviare lo stress. Respiri profondi e lenti aiutano ad attivare il sistema nervoso parasimpatico, favorendo il rilassamento e riducendo la risposta allo stress.

3. Movimenti delicati e controllati: i movimenti di riduzione dello stress devono essere delicati e controllati per evitare di creare ulteriore tensione. I movimenti dovrebbero

essere fluidi, fluidi e deliberati, concentrandosi sulla rilassatezza piuttosto che sullo sforzo.

Movimenti efficaci per la riduzione dello stress

1. Tratto Gatto-Mucca (Marjaryasana-Bitilasa na)

Scopo: Questo movimento aiuta a rilasciare la tensione nella schiena e nel collo, promuove la flessibilità della colonna vertebrale e incoraggia la consapevolezza del respiro.

Come farlo:

- ❖ Inizia a quattro zampe con le mani direttamente sotto le spalle e le ginocchia sotto i fianchi.
- ❖ Respira mentre inarchi la schiena, sollevando il coccige e dirigendoti verso il soffitto (posizione della mucca).
- ❖ Espira mentre giri la colonna vertebrale, piegando il mento sul petto e tirando l'ombelico verso la colonna vertebrale (posizione del gatto).
- ❖ Continua a fluire tra queste due posizioni per 1-2 minuti, coordinando il respiro ad ogni movimento.

2. Posizione del bambino (Balasana)

Scopo: Questa posizione allunga delicatamente la schiena, i fianchi e le cosce e fornisce un effetto calmante per il sistema nervoso.

Come farlo:

- ❖ Inginocchiati sul pavimento con gli alluci che si toccano e le ginocchia divaricate. Siediti sui talloni.

❖ Piegati in avanti, allungando le braccia davanti a te o appoggiandole lungo i fianchi, e lascia che la fronte poggi sul tappetino.

❖ Respira profondamente e rimani in questa posizione per 1-3 minuti, permettendo al tuo corpo di rilassarsi e alla tua mente di calmarsi.

3. Piegamento in avanti da seduti (Paschimottanasana)

Scopo: Questa posizione allunga i muscoli posteriori della coscia e la parte bassa della schiena, favorendo il rilassamento e riducendo la tensione.

Come farlo:

❖ Siediti sul pavimento con le gambe distese dritte davanti a te.

❖ Inspira e allunga la colonna vertebrale, quindi espira e piegati in avanti, raggiungendo i piedi o gli stinchi.

❖ Mantieni la posizione per 1-2 minuti, concentrandoti sulla respirazione profonda e rilasciando la tensione ad ogni espirazione.

4. Posa delle gambe sul muro (Viparita Karani)

Scopo: Questa posizione riparatrice aiuta a ridurre lo stress e l'affaticamento, favorire la circolazione e alleviare la tensione nelle gambe e nella parte bassa della schiena.

Come farlo:

❖ Siediti vicino a un muro e sdraiati sulla schiena. Fai oscillare le gambe contro il muro mantenendo le braccia rilassate lungo i fianchi.

❖ Regola la tua posizione in modo che i fianchi siano vicini al muro e le gambe siano estese verso l'alto.

❖ Rimani in questa posizione per 5-10 minuti, concentrandoti su respiri profondi e uniformi e permettendo al tuo corpo di rilassarsi completamente.

5. Rilassamento muscolare progressivo

Scopo: Questa tecnica aiuta a ridurre la tensione fisica e a favorire il rilassamento tendendo sistematicamente e poi rilassando diversi gruppi muscolari.

<u>Come farlo:</u>

❖ Trova una posizione comoda seduta o sdraiata.

❖ Inizia con i piedi e risali il corpo, tendendo ogni gruppo muscolare (ad esempio, piedi, polpacci, cosce, addome) per 5-10 secondi e poi rilasciandolo.

❖ Concentrati sul contrasto tra tensione e rilassamento e nota come si sente il tuo corpo mentre avanzi in ogni gruppo muscolare.

Respirazione per il controllo emotivo

La respirazione è un processo fisiologico di base che non solo sostiene la vita, ma aiuta anche nella regolazione emotiva. Il modo in cui respiriamo può avere un grande impatto sul nostro stato emotivo, aumentando lo stress e l'ansia o favorendo la pace e l'equilibrio. Imparando e praticando specifiche tecniche di respirazione, possiamo gestire e regolare meglio le nostre emozioni.

La respirazione per la regolazione emotiva comporta l'impiego di schemi respiratori deliberati e consapevoli per alterare il sistema nervoso autonomo, che regola la reazione allo stress del nostro corpo. Le tecniche incentrate sul respiro possono aiutare a ridurre l'ansia, migliorare la concentrazione e promuovere il rilassamento e la stabilità emotiva.

Tecniche di respirazione chiave per il controllo emotivo

1. Respirazione diaframmatica (respirazione addominale)

Scopo: La respirazione diaframmatica aiuta a coinvolgere il sistema nervoso parasimpatico, favorendo il rilassamento e riducendo lo stress.

Come farlo:

* Siediti o sdraiati in una posizione comoda. Metti una mano sul petto e l'altra sull'addome.
* Inspira profondamente attraverso il naso, permettendo all'addome di sollevarsi mentre il diaframma si abbassa. La mano sull'addome dovrebbe sentire l'aumento, mentre la mano sul petto dovrebbe rimanere relativamente ferma.
* Espira lentamente attraverso la bocca, lasciando cadere l'addome. Punta a un'espirazione fluida e uniforme.
* Esercitati per 5-10 minuti, concentrandoti su respiri profondi e pieni e su un addome rilassato.

2. Respirazione in scatola (respirazione quadrata)

Scopo: La respirazione in scatola è una tecnica di respirazione strutturata che aiuta a calmare la mente, migliorare la concentrazione e ridurre l'ansia.

Come farlo:

* Siediti o stai in piedi comodamente con la schiena dritta.
* Inspira profondamente attraverso il naso contando fino a quattro.
* Trattieni il respiro contando fino a quattro.
* Espira lentamente con la bocca contando fino a quattro.
* Fai una pausa e trattieni il respiro per un altro conteggio di quattro.
* Ripeti questo ciclo per 3-5 minuti, mantenendo uno schema ritmico costante.

3. 4-7-8 Respirazione

Scopo: Questa tecnica aiuta a favorire il rilassamento e a gestire lo stress estendendo la fase di espirazione, che attiva il sistema nervoso parasimpatico.

<u>Come farlo:</u>

- ❖ Siediti o sdraiati comodamente.
- ❖ Inspira silenziosamente attraverso il naso contando fino a quattro.
- ❖ Trattieni il respiro contando fino a sette.
- ❖ Espira completamente e udibilmente attraverso la bocca contando fino a otto.
- ❖ Completa questo ciclo per 4-6 round, concentrandoti sull'espirazione prolungata per approfondire il rilassamento.

4. Respirazione a narici alternate (Nadi Shodhana)

Scopo: La respirazione a narici alternate bilancia il sistema nervoso, calma la mente e promuove un senso di armonia e concentrazione.

<u>Come farlo:</u>

- ❖ Siediti comodamente con la colonna vertebrale dritta e le spalle rilassate.
- ❖ Usando il pollice destro, chiudi la narice destra.
- ❖ Inspira profondamente e lentamente attraverso la narice sinistra.
- ❖ Chiudi la narice sinistra con l'anulare destro e rilascia la narice destra.
- ❖ Espira lentamente attraverso la narice destra.
- ❖ Inspira attraverso la narice destra, quindi chiudila con il pollice.
- ❖ Rilascia la narice sinistra ed espira attraverso il lato sinistro.
- ❖ Continuare questo ciclo per 5-10 minuti, mantenendo un ritmo costante ed equilibrato.

5. Respiro del leone (Simhasana)

Scopo: Il respiro del leone aiuta a rilasciare la tensione repressa, ridurre lo stress e migliorare la chiarezza emotiva.

<u>Come farlo:</u>

- ❖ Siediti comodamente con le ginocchia incrociate o le gambe distese davanti a te.
- ❖ Metti le mani sulle ginocchia o sulle cosce, con le dita divaricate.
- ❖ Inspira profondamente attraverso il naso, quindi spalanca la bocca.
- ❖ Tira fuori la lingua ed espira con forza mentre emetti un suono "ha".
- ❖ Enfatizzare il rilascio del respiro e la tensione facciale.
- ❖ Ripeti per 5-7 respiri, concentrandoti sulla sensazione di rilascio e rilassamento.

Incorporare le tecniche di respirazione nella vita quotidiana

- Crea una routine: integra questi esercizi di respirazione nella tua routine quotidiana. Potresti iniziare la giornata con qualche minuto di respirazione diaframmatica o usare la respirazione in scatola durante le situazioni stressanti.
- Usa le tecniche di respirazione secondo necessità: quando provi emozioni intense o stress, fai una pausa per praticare una di queste tecniche. Questo può aiutare a centrarsi e gestire la propria risposta emotiva in modo più efficace.
- Combina con altre pratiche: migliora i benefici delle tecniche di respirazione combinandole con altre pratiche di gestione dello stress, come la meditazione consapevole, lo yoga o il rilassamento muscolare progressivo.
- Esercitati regolarmente: l'efficacia delle tecniche di respirazione migliora con la pratica regolare. Dedica del tempo ogni giorno a praticare queste tecniche e nota come la tua resilienza emotiva e il tuo benessere generale migliorano nel tempo.

- Adattati alle tue esigenze: tecniche diverse possono funzionare meglio per situazioni diverse. Sperimenta vari metodi per trovare quello che risuona meglio con te e si adatta al tuo stile di vita.

CAPITOLO 5: SOLLIEVO DAL DOLORE E DALL'ANSIA

Targeting di punti deboli specifici

È comune sentirsi sopraffatti quando si tratta di gestione del dolore, in particolare se il disagio è stato una lotta cronica. Il dolore può avere un impatto negativo sulla qualità della vita, indipendentemente dalla sua origine, da una postura scorretta, dallo stress continuo o da un incidente. Tuttavia, cosa succederebbe se potessi alleviare naturalmente quei fastidiosi punti dolenti? Gli esercizi somatici possono aiutare in questo. Per un principiante, identificare e risolvere i veri punti deboli può essere trasformativo.

Analizziamolo in modo chiaro e comprensibile. Inizialmente, tieni presente che il dolore è il metodo del corpo per avvisarti di qualcosa che richiede la tua attenzione. Gli esercizi somatici mirano a soddisfare quel desiderio riallineando il corpo e ripristinando delicatamente il sistema neurale. Questi movimenti non riguardano la spinta attraverso il dolore, ma piuttosto la sintonizzazione su di esso. Imparerai ad ascoltare il tuo corpo e, a sua volta, ad alleviare la tensione che si accumula in aree specifiche.

Ecco come i nuovi principianti potrebbero iniziare a praticare esercizi somatici per mirare ai loro punti dolenti più frequenti:

1. Sollievo dal dolore al collo e alle spalleMolti di noi hanno tensione nelle spalle e nel collo, che causa rigidità e dolore. Questo stress potrebbe sembrare un peso senza fine, sia che provenga da una cattiva postura, dall'uso di dispositivi elettronici o dal lavoro alla scrivania. Il segreto per i principianti è quello di rilasciare l'accumulo in questi luoghi con movimenti lenti e deliberati.

Prova questo semplice esercizio somatico:

> ➤ Se ti aiuta a concentrarti, inizia sedendoti comodamente e chiudendo gli occhi.

- ➢ Senti i muscoli delle spalle allungarsi e rilassarsi mentre li fai rotolare lentamente all'indietro.
- ➢ Respira naturalmente mentre ti muovi, prestando attenzione a come si sentono i tuoi muscoli.
- ➢ Dopo alcuni round, gira il movimento e ruota le spalle in avanti.

L'obiettivo non è forzare il movimento, ma portare consapevolezza su come si sentono il collo e le spalle. Man mano che diventi più consapevole, inizierai naturalmente a rilasciare la tensione.

2. Mal di schienaUn'altra posizione tipica in cui si accumula il disagio è la parte bassa della schiena, che a volte è causata da una seduta prolungata o da tecniche di sollevamento scadenti. Per i principianti, è importante concentrarsi su esercizi leggeri che aumentano la facilità e la flessibilità in quest'area.

Un ottimo movimento iniziale per il sollievo della parte bassa della schiena:

- ➢ Con i piedi appoggiati a terra e le ginocchia piegate, sdraiati sulla schiena.
- ➢ Inspira profondamente, quindi premi delicatamente la parte bassa della schiena sul pavimento mentre espiri. Ad ogni espirazione, lascia andare e lascia che la colonna vertebrale si rilassi.
- ➢ Lascia che la parte bassa della schiena si inarca naturalmente lontano dal pavimento durante l'inspirazione successiva, ma per quanto è comodo.
- ➢ Per diversi respiri, ripeti attentamente questa azione, prestando attenzione a come reagisce la parte bassa della schiena.

Questo movimento aiuta a riallineare la colonna vertebrale e porta equilibrio ai muscoli che sono spesso tesi da una seduta prolungata o in piedi.

3. Dolore all'anca e al bacinoLe anomalie pelviche o i muscoli tesi possono essere la causa del dolore all'anca. Coloro che stanno seduti per lunghi periodi di tempo sono particolarmente inclini a questo disagio. Gli esercizi somatici che mobilizzano delicatamente le articolazioni dell'anca e rilasciano la tensione nei muscoli circostanti sono utili per i principianti.

Per combattere il dolore all'anca:

- ➢ Afferrando la parte posteriore della gamba per supporto, solleva un ginocchio verso il petto mentre sei sulla schiena.
- ➢ Senti il movimento e la rotazione dell'articolazione dell'anca mentre fai girare lentamente il ginocchio in un'unica direzione.
- ➢ Dopo qualche giro, invertire la direzione e lavorare sulla gamba opposta.
- ➢ Presta attenzione a come si sentono i fianchi e il bacino mentre ti muovi e mantieni i tuoi movimenti leggeri e controllati.

Questo movimento è semplice ma efficace, aiuta a rilasciare la tensione nei fianchi e nella parte bassa della schiena.

4. Tensione indotta dall'ansiaL'ansia non colpisce solo l'intelletto; Provoca anche affaticamento fisico nel corpo. Molti neofiti sono scioccati nel sentire che la loro ansia potrebbe causare loro dolore, in particolarc al pctto e alla pancia. Gli esercizi somatici ti aiutano a rilasciare questa tensione usando un movimento deliberato per calmare il tuo sistema nervoso.

Un esercizio di radicamento per alleviare la tensione legata all'ansia:

- ➢ Sdraiati sulla schiena e appoggia dolcemente le mani sulla pancia per iniziare.

➢ Chiudi gli occhi e presta attenzione alla respirazione. Senti la pancia salire ad ogni inspirazione e scendere ad ogni respiro.

➢ Immagina la tensione nel tuo corpo che si dissipa ad ogni espirazione, rilasciando eventuali nodi nell'addome o nel petto.

➢ Per diversi minuti, continua a fare questo esercizio prestando attenzione a come ogni respiro fa sentire il tuo corpo.

Con questi esercizi facili da imparare, puoi concentrarti sulle aree di dolore reali e rafforzare il tuo rapporto con il tuo corpo. Questa tecnica mirata migliora il tuo benessere generale oltre ad alleviare la sofferenza fisica. Ricordiamo che il percorso per alleviare il dolore è individualizzato e progressivo. Alla fine sperimenterai un maggiore livello di rilassamento e comfort se presti attenzione al tuo corpo e ti muovi con concentrazione.

Rilasciare l'ansia attraverso un movimento delicato

Il tuo corpo e la tua mente possono essere influenzati negativamente dall'ansia, che può sembrare un peso pesante. Spesso si intensifica gradualmente, producendo una sensazione di tensione e disagio di cui è difficile liberarsi. Per fortuna, esiste un approccio semplice per alleviare le preoccupazioni del corpo attraverso lievi movimenti somatici. Questi esercizi, a differenza di quelli più faticosi, mirano al rilassamento del sistema nervoso per aiutarti a ritrovare l'equilibrio e il rilassamento. Questo metodo è ideale per i principianti poiché è delicato, intuitivo e non richiede strumenti specializzati o abilità altamente sviluppate. Pertanto, in che modo la mobilità può aiutare ad alleviare l'ansia? La risposta naturale del tuo corpo allo stress, la risposta di lotta o fuga, è innescata dall'ansia. Anche se questa reazione può essere utile in circostanze pericolose, essere sempre ansiosi rende il tuo corpo ipervigile. La respirazione si indebolisce, i muscoli si irrigidiscono e la mente rimane irrequieta. Interrompendo questo ciclo, un movimento delicato aiuta il sistema nervoso a passare da uno stato reattivo a uno sicuro e rilassato.

Collegare il movimento alla respirazione è uno dei metodi migliori per lasciar andare l'ansia. Respirare rapidamente e superficialmente è un sintomo comune dell'ansia, che esacerba i sentimenti di tensione e panico. Puoi controllare la respirazione e rilassarti allo stesso tempo implementando movimenti incentrati sul respiro.

1. Movimenti lenti e ritmici per calmare la mente

Tutto sembra accadere più velocemente quando sei ansioso: il tuo cuore batte all'impazzata, la tua mente corre e diventi irrequieto. Indicando al cervello che tutto va bene, il corpo potrebbe incoraggiare la mente a seguire l'esempio rallentando i suoi movimenti.

2. Radicare il corpo attraverso uno stretching delicato

È comune che l'ansia ti faccia sentire disimpegnato dal tuo corpo. Una tecnica eccellente per radicarsi e riportare l'attenzione sul qui e ora è quella di allungare delicatamente. Il sistema nervoso parasimpatico, che viene attivato dallo stiramento, riduce la reazione di lotta o fuga del corpo.

3. Camminare consapevolmente

Un altro metodo efficace per ridurre l'ansia attraverso il movimento è la camminata consapevole. Implica camminare più lentamente, essere consapevoli delle sensazioni del tuo corpo e coordinare i tuoi movimenti con la respirazione. È una tecnica molto calmante, ideale per i nuovi arrivati che potrebbero innervosirsi in silenzio.

4. Rilassamento muscolare progressivo (PMR)

Utilizzando la tecnica PMR, diversi gruppi muscolari vengono tesi e successivamente rilasciati. Questa procedura ti aiuta a sbarazzarti delle sensazioni nervose insegnando al tuo corpo la differenza tra tensione e rilassamento.

Puoi riaddestrare gradualmente il tuo corpo a reagire allo stress in modi migliori aggiungendo questi semplici movimenti alla tua routine quotidiana. Questi allenamenti sono ottimi perché non richiedono molto tempo o alcuna conoscenza preliminare. Man mano che ti senti più a tuo agio, puoi aumentare gradualmente da un modesto punto di partenza prestando attenzione a come si sente il tuo corpo.

Puoi creare spazio per la pace e la tranquillità liberando l'ansia dal tuo corpo e dai tuoi pensieri attraverso un'azione consapevole.

CAPITOLO 6: SVILUPPARE UNA ROUTINE SOMATICA QUOTIDIANA ENTRO 14 GIORNI

Routine mattutina di 10 minuti

Stabilire una pratica somatica regolare può sembrare una grande impresa, ma cosa succederebbe se ci volessero solo dieci minuti ogni mattina e sera? Puoi creare un'abitudine semplice e produttiva che ti aiuterà a decomprimerti di notte e a dare il tono per il resto della tua giornata in soli 14 giorni. Far sentire bene il tuo corpo è l'obiettivo principale di questo metodo, che evita di allungarti eccessivamente con attività difficili o prolungate. Con un po' di attenzione, rimarrai sorpreso di quanto puoi realizzare in così poco tempo. La coerenza, non la perfezione, è la chiave.

Esaminiamo come creare queste routine e i vantaggi che possono offrire per la tua salute fisica e mentale.

La routine mattutina di 10 minuti

Hai la possibilità di svegliare dolcemente il tuo corpo al mattino e stabilire una visione positiva per la giornata. Puoi rivitalizzare i muscoli, calmare la mente e rimuovere qualsiasi rigidità dal sonno includendo solo 10 minuti di esercizi somatici.

Ecco come strutturare la tua routine mattutina:

- Messa a terra e consapevolezza del respiro (2 minuti)

Prendi un posto comodo o alzati per primo. Tieni la pancia con una mano e il petto con l'altra. Respira lentamente e profondamente, permettendo all'addome di alzarsi e abbassarsi ad ogni inspirazione ed espirazione. Questo semplice esercizio ti aiuta a prepararti mentalmente per il giorno successivo svegliando il tuo corpo e la tua mente.

- Rotazioni del collo e delle spalle (2 minuti)

Molti di noi hanno fastidio alle spalle e al collo quando ci svegliamo. Inclina lentamente la testa da un lato all'altro dopo aver ruotato delicatamente le spalle avanti e indietro. Avvertire il rilascio della tensione e allungare. Mantieni la tua attenzione su tutte le aree che sembrano particolarmente strette mentre presti attenzione ai sentimenti.

- Delicate torsioni della colonna vertebrale (3 minuti)

In piedi o seduto con le gambe incrociate, ruota lentamente la colonna vertebrale da un lato, tenendola lì per alcuni respiri prima di passare all'altro. Queste lievi torsioni promuovono la flessibilità e aiutano a risvegliare la colonna vertebrale. Prendi in considerazione l'idea di lasciar andare lo stress nei fianchi o nella parte bassa della schiena mentre ti giri.

- Allungamenti delle gambe e dei fianchi (3 minuti)

Allunga un po' i fianchi e le gambe alla fine della tua routine. Questo potrebbe essere semplice come piegarsi in avanti da una posizione eretta, allungare il tendine del ginocchio o portare una gamba fino al petto mentre si è seduti. Questo esercizio aiuta la parte inferiore del corpo a rimanere in equilibrio e aumenta il flusso sanguigno.

La routine serale di 10 minuti

L'obiettivo della serata è rilassarsi e rilasciare lo stress che si è accumulato durante il giorno. Puoi calmare il tuo corpo e la tua mente prima di andare a letto con una routine notturna di 10 minuti che può aiutarti a passare da una giornata impegnativa a una notte riposante.

Ecco come strutturare la tua routine serale:

- Scansione completa del corpo e rilassamento (2 minuti)

Sdraiati o siediti comodamente. Chiudi gli occhi e inspira profondamente il maggior numero di volte. Esamina il tuo corpo lentamente, risalendo fino alla testa dai piedi. Identifica eventuali punti di tensione e rilasciali deliberatamente. Ora è il momento di connettersi con le ultime sensazioni della giornata del tuo corpo.

- Rilassamento muscolare progressivo (3 minuti)

Inizia contraendo e rilassando vari gruppi muscolari. Fai un paio di passi in avanti, pianta i piedi e poi lascia andare. Procedi verso l'alto attraverso le braccia, le gambe, lo stomaco, il petto e il viso. Questo esercizio aiuta il tuo corpo a diventare più riposato e rilascia la tensione fisica.

- Allungamento dell'anca e della parte bassa della schiena (3 minuti)

Molti finiscono con fianchi tesi e parte bassa della schiena alla fine della giornata. Posiziona delicatamente un ginocchio sul petto mentre sei sdraiato sulla schiena e tienilo lì per alcuni respiri. Continuate con la gamba opposta. Questo allungamento aumenta la gamma di movimento e allevia la tensione lombare.

- Respirazione consapevole e lasciar andare (2 minuti)

Respira profondamente e consapevolmente mentre finisci la routine. Inspira gradualmente attraverso il naso, poi espira attraverso la bocca. Concentrati sul lasciar andare la tensione nel tuo corpo e nella tua mente che si è accumulata durante il giorno mentre respiri. Prima di andare a letto, lascia andare tutte le preoccupazioni e le questioni in sospeso.

Queste pratiche rapide e concentrate possono migliorare significativamente il tuo benessere fisico ed emotivo se le metti in pratica nella tua vita quotidiana per un periodo di 14 giorni. Ecco come mantenere questo comportamento:

- **Metti da parte del tempo**

Stabilisci un programma regolare per i tuoi rituali notturni e mattutini. Scegli semplicemente un intervallo di tempo che funzioni per te; Non deve essere rigoroso. Ci si può alzare la mattina o andare a letto poco prima della sera.

- **Inizia in piccolo**

Non stressarti per essere impeccabile in ogni passo. L'importante è presentarsi e fare del proprio meglio ogni giorno. I movimenti diventeranno sempre più intuitivi con il passare del tempo e ti sentirai più parte del processo.

- **Rimani consapevole**

Concentrati su come si sente il tuo corpo durante ogni movimento. Invece di affrettarti con gli esercizi, concediti il permesso di rallentare. Questa consapevolezza è ciò che rende le pratiche somatiche così potenti, in quanto ti permette di sperimentare veramente gli effetti sul tuo corpo.

- **Tieni traccia dei tuoi progressi**

Prendi in considerazione l'idea di tenere un piccolo diario in cui annoti come ti senti dopo ogni routine. Questo non solo ti manterrà motivato, ma ti aiuterà anche a vedere come queste pratiche di 10 minuti influenzano positivamente il tuo benessere generale.

Relax di fine giornata

È fondamentale permettere al corpo e alla mente di rilassarsi veramente mentre la giornata volge al termine. Una buona tecnica di rilassamento alla fine della giornata ti aiuta a decomprimere, rilasciare la tensione e prepararti per una buona notte di sonno. Per i principianti, creare una pratica somatica facile e veloce che promuova un rilassamento profondo non deve essere difficile o richiedere molto tempo. In effetti, il modo in cui ci si rilassa dopo una giornata frenetica può essere molto migliorato dedicando alcuni minuti a una respirazione deliberata e ponderata e a movimenti delicati.

Perché il relax di fine giornata è importante

Il tuo corpo accumula tensione a causa dello sforzo fisico, dello stress e delle difficoltà emotive durante il giorno. Questa tensione può accumularsi senza un adeguato rilassamento, il che può compromettere il benessere generale e la qualità del sonno. Stabilire una routine serale mirata facilita la transizione del sistema nervoso da uno stato di allerta a uno rilassato, favorendo così un sonno ristoratore.

Puoi dire al tuo corpo quando è il momento di rilassarsi concentrandoti sulla respirazione e sul movimento lenti e deliberati, che apriranno la porta a un rilassamento profondo. Per i principianti, trovare movimenti che aiutino a rilasciare la tensione è più importante che fare allungamenti o allenamenti faticosi.

Come creare una routine di rilassamento di fine giornata

Ecco una guida passo passo per sviluppare un'efficace pratica di rilassamento di fine giornata che può essere completata in soli 10-15 minuti. Questa routine è progettata per rilassare il corpo, rilassare la mente e prepararti per una notte riposante.

1. **Imposta l'atmosfera (1-2 minuti)**

Inizia creando un'atmosfera tranquilla. Riduci la luminosità, accendi un po' di musica rilassante e individua un posto accogliente dove non sarai disturbato. Per preparare il corpo e la mente al relax, è essenziale creare l'atmosfera. Inoltre, puoi aggiungere aromi rilassanti come camomilla o lavanda.

2. Messa a terra e centraggio (2 minuti)

Innanzitutto, trova una postura comoda per sederti o sdraiarti comodamente. Chiudi gli occhi e inspira profondamente molte volte. Presta attenzione a come ti senti connesso alla terra, che si tratti del tuo letto o del pavimento. Lascia che il tuo corpo cresca pesante mentre senti il supporto sotto di esso. È tempo per te di passare dal mondo esterno al tuo spazio.

Tieni d'occhio il tuo respiro e visualizza di lasciar andare gli eventi della giornata ad ogni espirazione. Tutto ciò che potrebbe essere ancora nei tuoi pensieri, lascialo andare.

3. Sciogliere la tensione con allungamenti delicati (4-5 minuti)

Per rilasciare la tensione fisica, concentrati su allungamenti delicati che colpiscono le aree comunemente colpite dallo stress quotidiano, come il collo, le spalle e la parte bassa della schiena.

- Elasticità del collo:

Estendi il lato del collo inclinando delicatamente la testa da un lato. Dopo alcuni respiri di trattenuta, cambia lato. Questo allevia lo sforzo che lunghi periodi di seduta o di lavoro hanno posto sul collo.

- Rotoli di spalla:

Ruota le spalle in cerchio con attenzione e lentamente. Arrotolali in avanti un paio di volte, quindi arrotolali all'indietro andando nella direzione opposta. Ad ogni movimento, senti i muscoli della parte superiore della schiena e del collo rilassarsi.

- Torsione spinale:

Fai alcuni respiri profondi e ruota lentamente la colonna vertebrale da un lato mentre sei seduto o sdraiato. Quindi, rilascia l'allungamento e ripeti sull'altro lato. Questa facile torsione è l'ideale per rilassarsi dopo una giornata impegnativa poiché allevia lo stress nella parte bassa della schiena e nella colonna vertebrale.

- Allungamento delle gambe:

Senti la tensione nei polpacci e nelle cosce mentre allunghi le gambe e punti e fletti il piede. In alternativa, puoi sollevare un ginocchio al petto e tenerlo lì per alcuni respiri prima di abbassarlo di nuovo. Questo aiuta a rilasciare la tensione che si accumula nelle gambe e nei fianchi dopo una seduta prolungata.

4. Respirazione consapevole e scansione del corpo (3 minuti)

Sdraiati o siediti comodamente e chiudi gli occhi. Inizia concentrandoti sul respiro. Inspira profondamente attraverso il naso, riempiendo completamente i polmoni, quindi espira lentamente attraverso la bocca. Mentre respiri, porta la tua consapevolezza in ogni parte del tuo corpo, partendo dalle dita dei piedi e salendo fino alla sommità della testa.

- Mentre scansioni mentalmente ogni area, nota se c'è tensione o tensione.
- Ad ogni espirazione, immagina che la tensione si sciolga, lasciando i muscoli rilassati e a proprio agio.
- Questa respirazione consapevole e la scansione del corpo aiutano a calmare sia la mente che il corpo, permettendoti di lasciar andare lo stress della giornata e prepararti al sonno.

5. Rilassamento muscolare progressivo (3 minuti)

Il rilassamento muscolare progressivo, o PMR, è un metodo efficace per alleviare lo stress cronico. Inizia tendendo un particolare gruppo muscolare, come le mani o i piedi, tienilo premuto per un po' e poi lascialo andare mentre espiri. Tendi e rilascia ogni gruppo muscolare mentre ti sposti dai piedi alla testa. Insegnando al tuo corpo a distinguere tra tensione e rilassamento, questa pratica migliorerà la tua capacità di ridurre lo stress.

6. Chiusura con gratitudine (1 minuto)

Prenditi del tempo per ripensare a tutto ciò per cui sei stato grato durante il giorno mentre completi la tua routine. Sii grato per la capacità di cambiare la tua prospettiva da una di tensione a una di apprezzamento, soprattutto prima di andare a letto. Potrebbe trattarsi di qualcosa di semplice come fare una bella chiacchierata, trovare un po' di tranquillità o anche solo ricordarsi di prendersi cura di se stessi.

CONCLUSIONE

Hai imparato nuovi metodi per connetterti con il tuo corpo e l'efficacia degli esercizi somatici nell'alleviare il dolore, lo stress e l'ansia in soli 14 giorni. Ora hai le competenze necessarie per prestare attenzione al tuo corpo, lasciar andare lo stress e sviluppare un senso di calma più profondo grazie a questi movimenti delicati. Ricordiamo che questo è un viaggio continuo. Ogni pratica si basa su quella precedente, aiutandoti a diventare più consapevole dei tuoi bisogni e sicuro di te stesso nella tua capacità di guarigione interiore. Continua a respirare, muoverti e ristabilire la tua connessione con te stesso. La tua mente e il tuo corpo lo apprezzeranno.